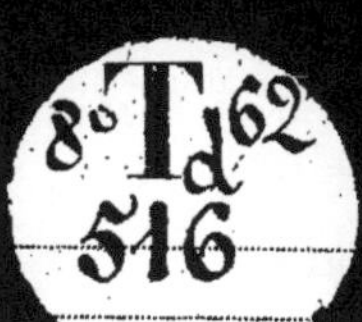

CHARLES NORDMANN

VACCINS ET LIPO-VACCINS

LA FIÈVRE TYPHOÏDE ET LA GUERRE

EXTRAIT DE LA *REVUE DES DEUX MONDES*

15 décembre 1917

PARIS

TYPOGRAPHIE PHILIPPE RENOUARD

19, RUE DES SAINTS-PÈRES, 19

1917

CHARLES NORDMANN

VACCINS ET LIPO-VACCINS

LA FIÈVRE TYPHOÏDE ET LA GUERRE

EXTRAIT DE LA *REVUE DES DEUX MONDES*

15 décembre 1917

PARIS

TYPOGRAPHIE PHILIPPE RENOUARD

19, RUE DES SAINTS-PÈRES, 19

1917

VACCINS ET LIPO-VACCINS

LA FIÈVRE TYPHOÏDE ET LA GUERRE

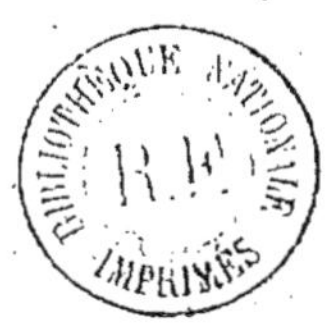

En des pages célèbres, Joseph de Maistre a vanté jadis les vertus
et les héroïsmes qui, comme des étincelles sous le sabot d'un cheval
heurtant le pavé prosaïque, jaillissent soudain dans les âmes
amorphes quand se lève, frémissante, la guerre. On a beaucoup dis-
cuté pour et contre cette idée qui, comme presque toutes les idées,
enferme assurément au moins une part de vérité.

Il me semble, quant à moi, que si un peu de bien peut sortir
de l'excès de ce mal qu'est la guerre, c'est plutôt dans l'ordre scien-
tifique.

C'est d'un de ces progrès, issus de la guerre elle-même, à cause
d'elle, par elle, si j'ose dire, que je voudrais entretenir aujourd'hui
mes lecteurs. Il ne s'agit point d'un de ces progrès de la technique,
si nombreux et si étonnamment ingénieux, que le raffinement des
machines à tuer a diaboliquement multipliés.

Il s'agit, au contraire, d'un perfectionnement important dans l'art,
non de tuer, mais de guérir, non d'un nouveau marchepied pour la
mort, mais d'une barrière contre elle. Je me propose de montrer comment les conditions toutes particulières que l'état de guerre a créées
aux armées, a amené des améliorations précieuses et destinées à sur-
vivre à la lutte dans le traitement de cette redoutable faucheuse qu'est
la fièvre typhoïde, et comment finalement, grâce aux travaux d'un
médecin de la marine, le docteur Le Moignic, et de ses collaborateurs,

une méthode nouvelle, générale et puissamment originale a été créée, qui ouvre des voies profondes et neuves aux procédés de vaccination.

Mais auparavant, il est nécessaire, pour la clarté, de situer exactement la question de la fièvre typhoïde, telle qu'elle se pose depuis la guerre.

*
* *

S'il est une maladie qui, malgré ses ravages du temps de paix, — il y a aussi des plaies par armes à feu en temps de paix, — est un des plus grands fléaux que la guerre traîne après elle, c'est bien la fièvre typhoïde. C'est que toutes les conditions sont réunies chez les troupes en campagne pour favoriser l'éclosion, l'extension et la gravité de cette maladie épidémique. Aussi, dans la plupart des guerres récentes, la typhoïde a-t-elle abattu autant ou plus d'hommes que les armes ennemies : tel fut notamment le cas dans les campagnes russo-turque, de Tunisie, du Transvaal, etc.

Et maintenant, pour mieux comprendre, par un contraste, tout le progrès réalisé, si notre pensée franchit d'un bond tous les lents tâtonnemens, tous les perfectionnemens progressifs que je vais résumer, nous voyons, d'après les chiffres officiels communiqués à une des séances récentes de l'Académie des Sciences par le professeur Vincent, que la mortalité par typhoïde était dans notre armée, pour chacun des huit premiers mois de 1917, *inférieure à un homme sur cent mille.* Comment, par quel échelonnement laborieux de découvertes, ce résultat magnifique a-t-il été obtenu ; comment peut-on espérer, grâce à la méthode de Le Moignic, améliorer encore pour nos effectifs le rendement de ces méthodes ? C'est ce que je voudrais indiquer maintenant. Je n'ai pas la prétention de tracer un tableau historiquement complet de la question, — un volume n'y suffirait pas, — mais je voudrais essayer d'en marquer rapidement les traits principaux, comme fait, la nuit, dans les lignes ennemies, le faisceau mince et soudain d'un projecteur, bistouri immatériel et luisant qui dissèque d'un coup et schématiquement les formes ténébreuses. D'ailleurs, quelques vues rectilignes d'ensemble conviendront mieux ici qu'une incursion en zigzag dans le labyrinthe touffu des faits et des controverses, bonne tout au plus pour le pas menu de ceux que Dastre appelait si plaisamment les « rats de laboratoire. » — Il faut regarder un beau paysage de loin, sinon un brin d'herbe malencontreusement placé devant notre pupille risque de nous masquer le **Mont Blanc.**

Longtemps on n'a pas su ce qu'était cette mystérieuse fièvre typhoïde (de τυφος = stupeur) dont les symptômes sont bien connus et se caractérisent par une fièvre qui monte lentement, puis redescend (en cas de guérison) suivant un rythme invariable, par de la prostration, par des éruptions cutanées et par divers troubles intestinaux, qu'accompagnent anatomiquement, comme on l'a établi sous l'influence des directives géniales de Laënnec, des lésions spéciales des follicules de l'intestin. Mais les causes mêmes de la typhoïde et de sa transmissibilité ne furent établies que dans la période pastorienne. On découvrit alors que cette maladie est une infection due à la pullulation dans le sang d'un microorganisme pathogène, le bacille d'Éberth.

C'est l'isolement et la culture de ce microbe spécifique qui a été l'origine de tous les progrès réalisés dans le traitement, ou plus exactement dans la prophylaxie de la fièvre typhoïde. Il convient en effet de remarquer qu'aujourd'hui on *ne guérit* guère plus facilement cette maladie qu'il y a cinquante ans ; les essais de *vaccinothérapie* qui ont été tentés à son sujet n'ont pas donné de résultats nets, et finalement on n'a encore rien réalisé de mieux pour sa médication que la balnéation et les ablutions déjà usitées au bon vieux temps.

Mais si on ne sait pas mieux que jadis guérir la typhoïde, en revanche, on sait l'empêcher d'éclater, on sait *immuniser* contre elle. Gouverner, c'est prévoir, ont accoutumé de dire ceux qui, du rivage, projettent avec tranquillité leur critique sur les hommes qui sont ballottés dans le frêle esquif du pouvoir. Ce mot est peut-être encore plus vrai de ceux qui ont la charge de nos santés. Dans l'avenir, quand la médecine sera devenue un art, ou plutôt une science véritable et aura cessé d'être une « pauvre petite science conjecturale, » on dira : être médecin ce n'est pas guérir, c'est prévoir, c'est donc prévenir. Seulement, cette prévision et les précautions qu'elle entraîne, comme les médecins éprouvent toujours, en dépit de Molière, le besoin de se singulariser, ils l'ont appelée baroquement *prophylaxie*.

Donc, puisqu'il faut l'appeler par son nom, la prophylaxie sera l'alpha et l'oméga de la médecine future. Et comme les maladies infectieuses sont d'origine microbienne, c'est en *immunisant* les sujets contre elles qu'il convient d'agir. Le conseil du sage antique : *Si vis pacem, para bellum*, n'est pas moins vrai dans la lutte contre les microbes, que dans la guerre contre les primates pathogènes.

Pour préparer l'organisme humain à se défendre en cas d'irruption infectieuse, on n'a rien trouvé de mieux que de le soumettre artificiellement, et avec précaution, à des attaques soigneusement dosées de l'infection contre laquelle on veut le prémunir ; de même que la meilleure manière de se préparer à un duel ou à un pugilat est de s'y entraîner à la salle d'arme ou de boxe, avec un masque et une épée mouchetée et des gants. La vaccination immunisante est donc une sorte de traitement homéopathique. Elle est assimilable aussi au mithridatisme dont le nom provient, comme on sait, de l'astucieux roi de Pont, qui s'était habitué à ingérer des doses progressivement croissantes de poison, pour se mettre à l'abri des entreprises toxiques de ses fidèles courtisans.

Comment se fait-il qu'on protège l'homme contre une maladie infectieuse quand on en détermine chez lui une forme atténuée? C'est que celle-ci crée et mobilise en quelque sorte dans son organisme, par suite de ses réactions défensives naturelles, des corps nouveaux appelés *anticorps*, qui sont comme des sortes de troupes de couverture, et qui sont prêts à combattre et détruire les toxines de la maladie elle-même. Telle est du moins une des théories à la mode, et *se non e vero...* En tout cas, les faits sont là, et incontestables, à défaut des explications qui n'importent guère.

Donc, et suivant cette méthode générale qui dérive directement des travaux pastoriens, pour créer une immunité contre la fièvre typhoïde, on injecte à l'homme, sous une forme convenable, un vaccin antityphique contenant des *bacilles d'Éberth* auxquels on a, si j'ose dire, ôté la plus grande partie de leur pouvoir offensif, et qui lui donne une typhoïde atténuée et anodine.

Le nombre des vaccins antityphiques de diverses sortes préparés par les savans, depuis qu'en 1888, MM. Widal et Chantemesse firent leur première communication sur ce sujet, à la suite d'expériences sur les animaux, est très grand. A des titres divers et entre beaucoup d'autres, les noms des professeurs Widal, Chantemesse, Vincent, Wright sont plus particulièrement attachés à ce problème, à la solution duquel ils ont apporté des solutions remarquables. La première application sur une vaste échelle de la vaccination antityphique a été faite, à l'armée anglaise, des Indes par Wright, au moyen d'un vaccin où une culture du bacille d'Éberth avait sa virulence atténuée par un chauffage à 60°. Le vaccin de Chantemesse est également préparé par chauffage à une température voisine de celle-ci. Au contraire, dans le vaccin de Vincent, le même résultat est obtenu, non plus par chauffage, mais par action de l'éther qui stérilise convenablement la culture du bacille d'Éberth. Le professeur Vincent a, en outre, eu le premier l'idée de faire un vaccin *polyvalent*, c'est à-dire dans lequel on introduisait des races variées de bacilles d'Éberth (car il y a beaucoup de variétés de ce bacille suivant son origine), ce qui avait chance de produire une immunisation plus générale.

A la suite des résultats extrêmement favorables et encourageans obtenus par ces auteurs, dont les statistiques établirent rapidement l'atténuation nette de la morbidité et de la mortalité typhoïdiques sur les sujets vaccinés, le Parlement français vota, très peu avant la guerre, la loi Labbé, qui rendait obligatoire pour l'armée la vaccination contre la fièvre typhoïde par le vaccin de Vincent ou le vaccin de Chantemesse, tous deux autorisés par l'Académie de médecine. La marine choisit celui-ci, l'armée de terre adopta le vaccin Vincent. La loi devait être appliquée en novembre 1914.

*
* *

C'est en cet état du problème que nous surprit la guerre actuelle. Il devait en résulter d'abord quelques tâtonnemens, quelques flottemens qui ne tardèrent pas à aboutir à des mesures d'ensemble heureuses et fermes.

On peut dire que, dès la fin de 1914 et le début de 1915, la vaccination antityphoïdique était à peu près générale dans nos armées. Il était temps, car une grave poussée épidémique de typhoïdes s'y était produite à partir de 1914. Cette expérience unique, qui nous a épargné déjà la valeur de plusieurs corps d'armées et qui portait sur plusieurs millions d'hommes, a bientôt réduit dans des proportions étonnantes les ravages de la maladie parmi nos troupes.

Du 3 août 1914 au 1er septembre 1917, le laboratoire du Val-de-Grâce a envoyé au front 5 513 073 doses de vaccin. La *morbidité* pour typhoïdes, — on verra tout à l'heure pourquoi je mets ce mot au pluriel, — qui, dans chacun des derniers mois de 1914, était d'environ 7 pour 1 000 hommes est tombée dans les premiers mois de 1917 à une valeur *plus de cent fois plus petite*. Un résultat parallèle a, je l'ai déjà dit, été obtenu pour la *mortalité*. — Fait que je tiens à noter, la mortalité s'est montrée à peu près égale au sixième de la morbidité ; c'est-à-dire qu'il mourait à peu près un malade sur six.

Sur cette base et en admettant, par hypothèse, que 4 à 5 millions d'hommes auraient passé sur le front, on peut calculer, que si la moyenne mensuelle des cas de typhoïdes avait continué à être ce qu'elle était dans la période hivernale de 1914-1915, période où la vaccination n'était pas encore généralisée, cela nous aurait coûté au total plus d'un million de malades et plus de 145 000 morts. Ces chiffres sont peut-être un peu trop forts, car les conditions hygiéniques au front se sont beaucoup améliorées depuis le début, et elles peuvent avoir contribué pour une part à la décroissance de la courbe. — Il n'en reste pas moins que l'ordre de grandeur des chiffres précédens est exact, et qu'il suffit à montrer que c'est une immense armée que la France doit à la vaccination antityphique et qui lui a été épargnée par celle-ci.

On comprend, dans ces conditions, que ceux qui ont mené à bien cette œuvre aient pu avec une légitime fierté constater que, finalement, les cas de *maladies typhoïdes* observés aux armées sont aujourd'hui sept fois moins nombreux et les décès huit fois et demi plus rares qu'en temps de paix !

Le pluriel que je viens de souligner appelle une explication : les premières séries de vaccinations faites aux armées en 1914-1915 étaient faites avec des vaccins provenant uniquement du bacille d'Éberth. Or, on constata tout d'abord, à la grande déconvenue du service de santé militaire, que si, dans ces conditions, l'épidémie de typhoïde était rapidement jugulée, en revanche, les soldats étaient fréquemment atteints d'affections assez semblables à elle, quoique différentes, et que, suivant l'heureuse expression proposée par le professeur Achard, on appelle des *fièvres paratyphoïdes*.

On sait que le bacille d'Éberth ressemble beaucoup à un bacille du côlon ou *colibacille*, hôte habituellement inoffensif du gros intestin, si bien qu'il était d'abord impossible de les distinguer au microscope et que certains auteurs ont cru longtemps que le premier n'était qu'une forme du second différenciée sous l'influence des circonstances occasionnelles. On a néanmoins trouvé bientôt des méthodes de différenciation qui ont établi l'identité très nette et personnelle de ces deux bacilles, si différens par leurs effets, quoique morphologiquement semblables : parmi ces méthodes, à côté du procédé bien connu de l'hémoculture, la plus célèbre est celle du séro-diagnostic inventée par le professeur Widal, qui est une méthode générale s'appliquant à bon nombre d'affections et qui constitue une des plus brillantes contributions apportées à la médecine depuis un quart de siècle. Le séro-diagnostic est fondé sur le fait extrêmement général, découvert par Widal, que le sérum d'un animal ou d'un homme, auquel on a injecté un microbe déterminé, possède la propriété d'immobiliser, de réunir en petites agglomérations, d'*agglutiner* spécifiquement une culture du même microbe. — Ce procédé permet de différencier immédiatement sous le microscope le bacille d'Éberth du coli.

Or on a découvert ces dernières années des formes de fièvres tout à fait parentes, par leurs symptômes, de la fièvre typhoïde, quoique beaucoup moins graves. Le séro-diagnostic notamment a démontré qu'elles sont en général de deux sortes, et causées par deux microbes assez voisins à la fois du bacille typhique d'Éberth et du coli, mais nettement différenciés (notamment par leur vitesse d'agglutination). On les a appelés les bacilles paratyphiques A et B, et ils produisent respectivement les paratyphoïdes A et B. — Ces bacilles sont généralement associés au bacille d'Éberth, mais, comme les vaccins faits avec celui-ci n'immunisent pas contre eux, il s'en est suivi que, tout en amenant une diminution de la typhoïde aux armées, les premières vaccinations faites en 1914 ont laissé subsister et s'étendre de nombreux cas de paratyphoïdes. Tandis donc que les non-vaccinés contre le bacille d'Éberth voyaient s'étendre parmi eux la typhoïde, les vaccinés attrapaient des paratyphoïdes. Les statistiques et les courbes publiées à cet égard sont fort curieuses. Il n'en restait pas moins, les paratyphoïdes étant relativement bénignes, que la vaccination éberthienne avait eu au total pour effet de réduire la mortalité et la morbidité aux armées par l'ensemble des infections typhiques.

On ne pouvait en rester là, et il devenait nécessaire de parer à la fréquence de ces paratyphoïdes, considérées avant la guerre comme exceptionnelles, fréquence qui, suivant l'expression de Widal, et Courmont, s'était révélée « le fait épidémique saillant de la guerre actuelle. » — C'est alors que, suivant la suggestion de Widal, on décida de faire des vaccins contenant simultanément des cultures atténuées à la fois du bacille typhique et des bacilles paratyphiques A et B. D'où le nom des vaccins TAB donnés à ces produits mixtes. Ces vaccins triples ont donné d'excellens résultats immunigènes et sont, depuis de longs mois, à peu près exclusivement employés aux armées.

*
* *

Tel était, avant les travaux du docteur Le Moignic et de ses collaborateurs successifs MM. Pinoy, puis Sézary, l'état de la question des vaccinations antityphiques. Le tableau que nous en avons tracé pourrait paraître sans défaut, et un coup d'œil superficiel permettrait à tort d'en conclure que tout était donc pour le mieux dans la meilleure des thérapeutiques possibles. C'est que je n'ai pas montré jusqu'ici les ombres du tableau.

Il n'est point, dans la science, d'édifice, si beau soit-il, qui ne demeure inachevé, et auquel quelque jour, on ne puisse ajouter un étage nouveau, qui l'élève plus haut. Ce qui fait l'orgueilleuse et mélancolique beauté de la science, c'est qu'elle est un perpétuel devenir, et que toujours, au diadème qui la couronne, la patiente recherche du mieux peut ajouter une rangée nouvelle de joyaux.

C'est ce qui est arrivé pour la vaccination antityphique, à laquelle les travaux récens de Le Moignic ont ouvert des perspectives imprévues et vastes. C'est de ces travaux, encore trop peu connus et qu'il importe de faire connaître pour le bien général, que je voudrais maintenant tenter une rapide esquisse.

Tous les vaccins antityphiques employés et préparés antérieurement, — et nous avons déjà dit qu'ils sont nombreux, — comportent des cultures des divers bacilles typhiques atténués par des procédés chimiques et physiques variés, et ils ont ceci de commun qu'on les injecte aux hommes à immuniser, en solution aqueuse, soit par la voie intra-veineuse, soit plutôt par la voie sous-cutanée.

L'expérience a montré que, pour procurer une immunisation efficace et durable contre les typhoïdes, il faut injecter au total à chaque homme non moins de deux milliards de chacun des trois bacilles typhiques. C'est ainsi que le sujet doit recevoir, de chacun de ces bacilles, un nombre plus grand qu'il n'y a d'habitans sur cette planétule terraquée. En microbiologie, pas plus qu'en astronomie ou dans la physique atomique, il ne faut s'étonner des grands nombres qu'on trouve, et ceux-ci, bien que n'ayant guère de commune mesure avec ceux qu'on rencontre dans la pratique courante de la vie civile... ou militaire, sont en réalité petits à côté, par exemple, du nombre des phagocytes ou des globules rouges du sang. C'est donc, en réalité, une dose assez faible de bacilles typhiques atténués qui suffit à la vaccination. Cette dose ne doit pas être tout à fait la même, suivant la nature et la préparation du vaccin employé, et il est clair par exemple qu'il faudra un plus grand nombre de bacilles chauffés à 60° que de bacilles chauffés à 53°. Mais au total la dose que j'ai signalée indique un ordre de grandeur exact. Si on la diminue, l'immunité conférée n'est ni suffisante, ni durable ; si on l'augmente, l'immunisation est plus efficace, mais les accidens toxiques produits par les injections sont plus graves. La dose indiquée ci-dessus correspond donc à une immunisation suffisante, mais n'entraînant pas d'effets trop dangereux. Tout ici-bas, et non moins en thérapeutique qu'ailleurs, n'est que cotes mal taillées et équilibres instables entre des influences et des forces antagonistes.

Or, avec les vaccins, employés jusqu'aux travaux de Le Moignic, et qui sont tous à excipient aqueux, il était impossible d'injecter en *une seule fois* la quantité nécessaire à l'immunisation, car cela eût entraîné généralement des effets toxiques très graves et souvent mortels. Il a donc fallu subdiviser la dose et la faire absorber au sujet en plusieurs injections successives, et convenablement espacées, pour qu'il ait le temps, avant chacune d'elles, de se remettre des effets de la précédente.

C'est ainsi que, jusqu'en 1917, les vaccinations antityphiques aux armées ont comporté pour chaque homme quatre injections successives, depuis lors réduites à deux, séparées par quelques jours de repos.

Cette répétition des injections n'a pas peu contribué à rendre impopulaire parmi les hommes la vaccination.

Non seulement celle-ci cause ainsi, à trois ou quatre reprises, des malaises qui la font redouter des soldats, mais, par suite du repos avec diète obligatoire dans les intervalles, elle détermine pendant deux ou trois semaines et souvent davantage, l'indisponibilité du contingent. Cela a parfois provoqué, et non sans raisons, quelque mauvaise humeur du commandement à son égard, car on conçoit ce que représente au point de vue du coefficient d'utilisation, de la combativité et de la mobilité de l'armée, le fait qu'elle soit tout entière, et chaque année, rendue ainsi indisponible pendant des semaines. On peut calculer que cela équivaut, — puisque trois semaines sont contenues dix-sept fois dans cinquante-deux, — à une diminution des effectifs et de la valeur de l'armée égale à un dix-septième, ce qui correspond à des centaines de mille hommes. Dans les usines travaillant pour la défense nationale, dans les poudreries, la vaccination antityphique ou antityphoïdique (on dit les deux) est demeurée impraticable, car elle réduisait, dans d'importantes proportions, le rendement de ces établissemens qui doit toujours rester intensif.

La répétition des injections a encore un autre inconvénient; elle expose à la répétition des accidens, surtout cardiaques et nerveux, parfois graves, des chocs vaccinaux dont l'intensité n'est pas moins grande à la dernière injection qu'à la première. Enfin il est évident, — et d'ailleurs vérifié expérimentalement, — que plus la dose de vaccin injecté est élevée, plus tôt est acquise l'immunité, et par conséquent l'espacement et le fractionnement des injections laissent pendant trop longtemps le sujet à la merci de l'infection, contre laquelle il n'est pas encore immunisé.

Tout cela montre l'importance militaire, sociale et humaine du problème auquel s'est attaqué avec ses collaborateurs, le docteur Le Moignic lorsqu'il s'est proposé de rechercher une méthode de vaccination antityphoïdique, qui permît d'injecter en une seule fois la dose nécessaire. C'était là, comme il l'a si bien dit, « une œuvre de guerre. » En la réalisant, il a apporté à la défense nationale une contribution vraiment utile et noble et dont les chiffres précédens permettent de mesurer l'importance.

Ce n'est point par son mode de stérilisation de la culture microbienne vaccinale que le vaccin Le Moignic se distingue de tous les autres, comme ceux-ci se distinguent entre eux. C'est par la nature du support liquide du vaccin, support qui lui sert de véhicule dans l'injection. Tandis que les autres vaccins antérieurs sont suspendus dans l'eau, Le Moignic suspend le sien dans des corps gras, dans un mélange huileux. De là le nom de *lipo-vaccin* qu'il lui a donné. Il se trouve, — pour indiquer tout de suite le résultat obtenu, — qu'*une seule injection d'un seul centimètre cube de ce vaccin suffit à immuniser, sans effets toxiques sérieux, contre les fièvres typhoïdes.*

Les raisons qui ont conduit son auteur à cette découverte si simple, — souvenons-nous de l'œuf de Colomb, — et si importante, ne procèdent pas, comme il arrive souvent dans les sciences biologiques, d'un heureux hasard expérimental. Elles procèdent à la fois de la théorie et de l'expérimentation les plus rigoureuses.

Il lui est apparu en effet, dans l'hypothèse préliminaire qui a guidé ses recherches, que c'était le mode de suspension aqueuse des vaccins antérieurs qui était cause de leur toxicité, l'eau, d'une part, étant rapidement absorbée par le courant circulatoire et les tissus, et agissant d'autre part, par des phénomènes osmotiques bien connus, en extrayant avec rapidité, des cellules bacillaires, les substances toxiques incluses. Le docteur Le Moignic a pensé qu'en suspendant les bacilles dans un milieu huileux, on atténuerait à la fois ces deux phénomènes ; le vaccin serait alors absorbé avec lenteur par l'organisme, et déterminerait des réactions moins brutales et moins graves que dans l'eau.

L'expérience a prouvé victorieusement la justesse de ces prévisions et l'hypotoxicité, — c'est ainsi qu'on dit à la Faculté, — du lipo-vaccin par rapport à celle des vaccins aqueux. En opérant sur des chiens des injections de lipo-vaccin ou de vaccin aqueux préparés avec les mêmes doses de mêmes cultures bacillaires, on constate, chez les animaux traités par le premier, des accidens incomparablement moins graves que chez les autres.

D'autres expériences non moins ingénieuses, et d'un intérêt encore plus général, ont été réalisées par Le Moignic ou ses collaborateurs. Un cobaye meurt si on lui injecte 0 mmgr, 35 de sulfate de strychnine en solution aqueuse. Il supporte, en revanche, une dose 6 fois plus considérable de strychnine si on dissout cette base dans des huiles.

Le rôle de l'excipient huileux est donc manifestement d'atténuer, en la prolongeant, l'action pharmacodynamique, — pardon, ô Voltaire ! — ou toxique d'un produit, par le mécanisme du ralentissement de sa libération et, partant, de son absorption. L'huile ne livre son contenu que peu à peu aux tissus, tandis que l'eau jette le sien d'un coup dans le courant circulatoire. Or ici, comme en beaucoup d'autres domaines fort divers, *chi va piano va sano*.

D'autres expériences ont précisé mieux encore certaines causes de la faible toxicité du lipo-vaccin : on a constaté au microscope que, dans l'huile, les bacilles, au lieu de rester librement suspendus comme dans l'eau, s'agglomèrent en petits amas, en petits grumeaux sphériques. L'absorption des bacilles conglomérés dans ces petits amas injectés dans le derme doit être évidemment beaucoup plus lente que s'ils étaient libres, puisqu'il est d'abord nécessaire que les humeurs désagrègent leur agglomération.

Si j'ose employer cette comparaison qui n'est qu'une analogie, les petits amas bacillaires du lipo-vaccin sont absorbés plus lentement que les bacilles isolés des autres vaccins, pour une cause semblable à celle qui fait qu'un gramme de poudre de guerre en fines parcelles (pareille à celle des fusils) brûle bien plus vite qu'une seule lamelle de poudre pesant un gramme (semblable à celle des grosses pièces de marine).

Il ne suffisait pas de montrer que le lipo-vaccin est moins toxique que les vaccins aqueux antérieurs. Il était indispensable d'établir en même temps, qu'à dose égale, son pouvoir immunisant n'est pas inférieur au leur.

Cette démonstration a été apportée d'une manière irréfutable à la fois par l'expérimentation faite sur les animaux et par les résultats, contrôlés au laboratoire, des vaccinations déjà nombreuses faites sur l'homme.

Le lipo-vaccin Le Moignic contient par dose d'un centimètre cube 2 milliards 600 millions de bacilles d'Éberth et 2 milliards 275 millions de chacun des paratyphiques A et B, au total environ 7 milliards de bacilles ; ces microbes ont d'ailleurs été tués par les procédés les moins brutaux et les moins capables d'atténuer leur pouvoir antigène. Cette dose unique est suffisante pour conférer l'immunité.

A la suite des premiers et brillans résultats obtenus, et officiellement contrôlés, qui ont conféré aux soldats vaccinés en une seule injection, et avec des effets toxiques insignifians, une immunité au moins égale à celle des vaccins à injections successives et multiples, l'emploi du lipo-vaccin TAB n'a pas tardé à se répandre dans l'armée et la marine. Dès maintenant, une soixantaine de mille sujets ont subi avec succès cette vaccination, dont l'emploi, il faut l'espérer, ne tardera pas à se généraliser largement pour le plus grand bien des troupes et de la population, et pour la plus grande sécurité des hommes. Dès maintenant, le gouvernement grec notamment a décidé d'appliquer le lipo-vaccin à toute son armée : voilà de la bonne expansion française.

A son efficacité pratique, si pleine d'avenir et si riche déjà de présent, à son utilité militaire qui prime tout aujourd'hui, la découverte du docteur Le Moignic ajoute cet avantage d'apporter à la science une contribution précieuse et fertile en perspectives. S'il n'est en effet de science que du général, la méthode du lipo-vaccin qui aborde sous un angle nouveau le problème des vaccinations, apporte à celui-ci une solution d'ensemble qui déborde de toute part sa première application aux typhoïdes. Il n'est, en effet, aucune des maladies justiciables aujourd'hui ou demain des vaccins, à la prophylaxie ou à la thérapeutique desquelles elle n'apporte une contribution et une simplification fécondes. Dès maintenant, des recherches en cours permettent de croire que ce procédé permettra de réaliser la vaccination contre des maladies pour lesquelles elle avait été jusqu'ici impossible.

La méthode des lipo-vaccins du médecin de la marine Le Moignic nous apporte des armes nouvelles dans l'éternelle bataille contre la maladie, dans l'art de tuer la mort. Elle est une de ces choses utiles, simples et lumineuses, qui sont nées de la guerre, comme, dans un orage atroce et qui voile la douceur bleue du ciel, on voit jaillir parfois des éclairs.

Paris. — Typ. Philippe Renouard, 19, rue des Saints-Pères. — 54100.